Für meinen Vater.
A. L.

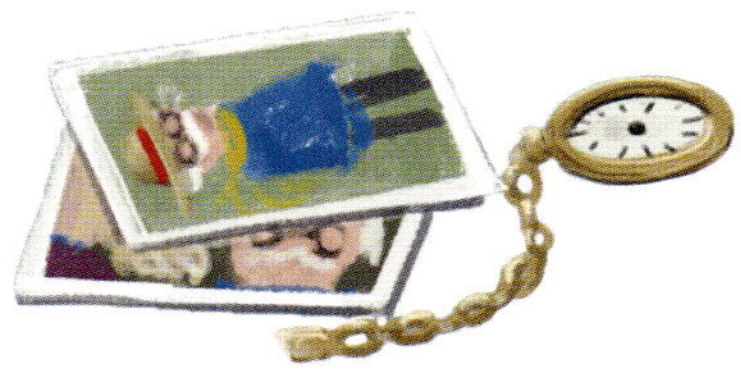

Arena

Ein Verlag in der **westermann** GRUPPE

FSC
www.fsc.org
MIX
Papier aus verantwortungsvollen Quellen
FSC® C110508

1. Auflage 2020

Text: Anna Lott
Illustrationen: Anja Grote
Druck: Westermann Druck Zwickau GmbH
Printed in Germany
ISBN 978-3-401-71591-9

Besuche den Arena Verlag im Netz:
www.arena-verlag.de

Anna Lott • Anja Grote

Opa und der fliegende Hund

Eine Geschichte über Abschied und Tod

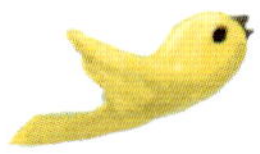

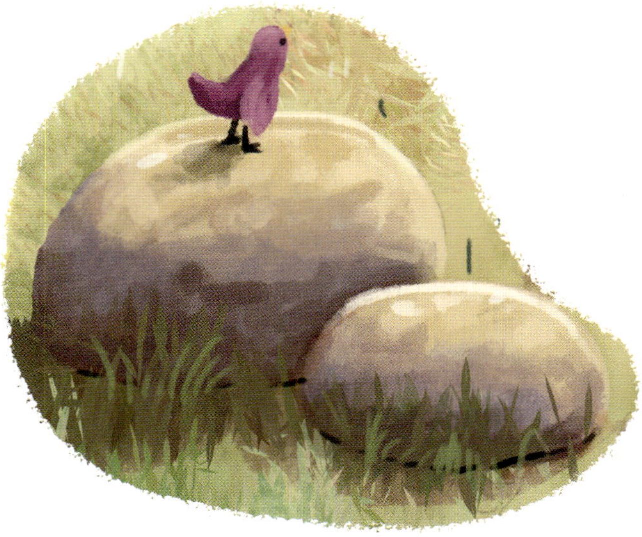

Arena

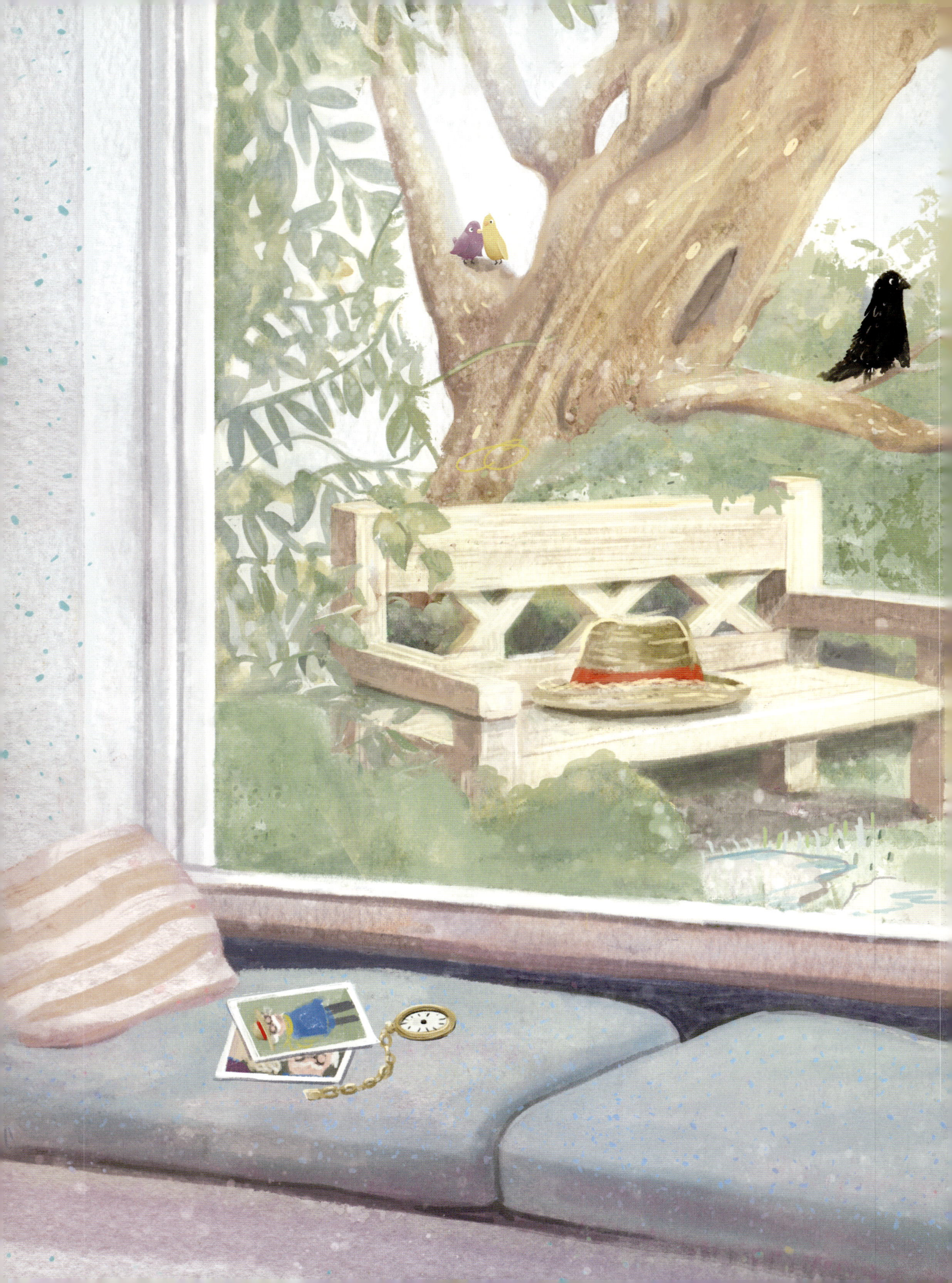

Karla sitzt am Fenster und schaut zur Bank vor dem Haus.
Früher hat Opa darauf gesessen und auf sie gewartet. Denn jeder Nachmittag war ein Karla-Opa-Tag. Oder ein Opa-Karla-Tag.
Neuerdings wartet Karla auf Opa. Denn neuerdings ist jeder Nachmittag nur noch ein Karla-Tag.
Opa ist weg. Für immer. Das hat Papa gesagt.
Karla versteht das nicht.

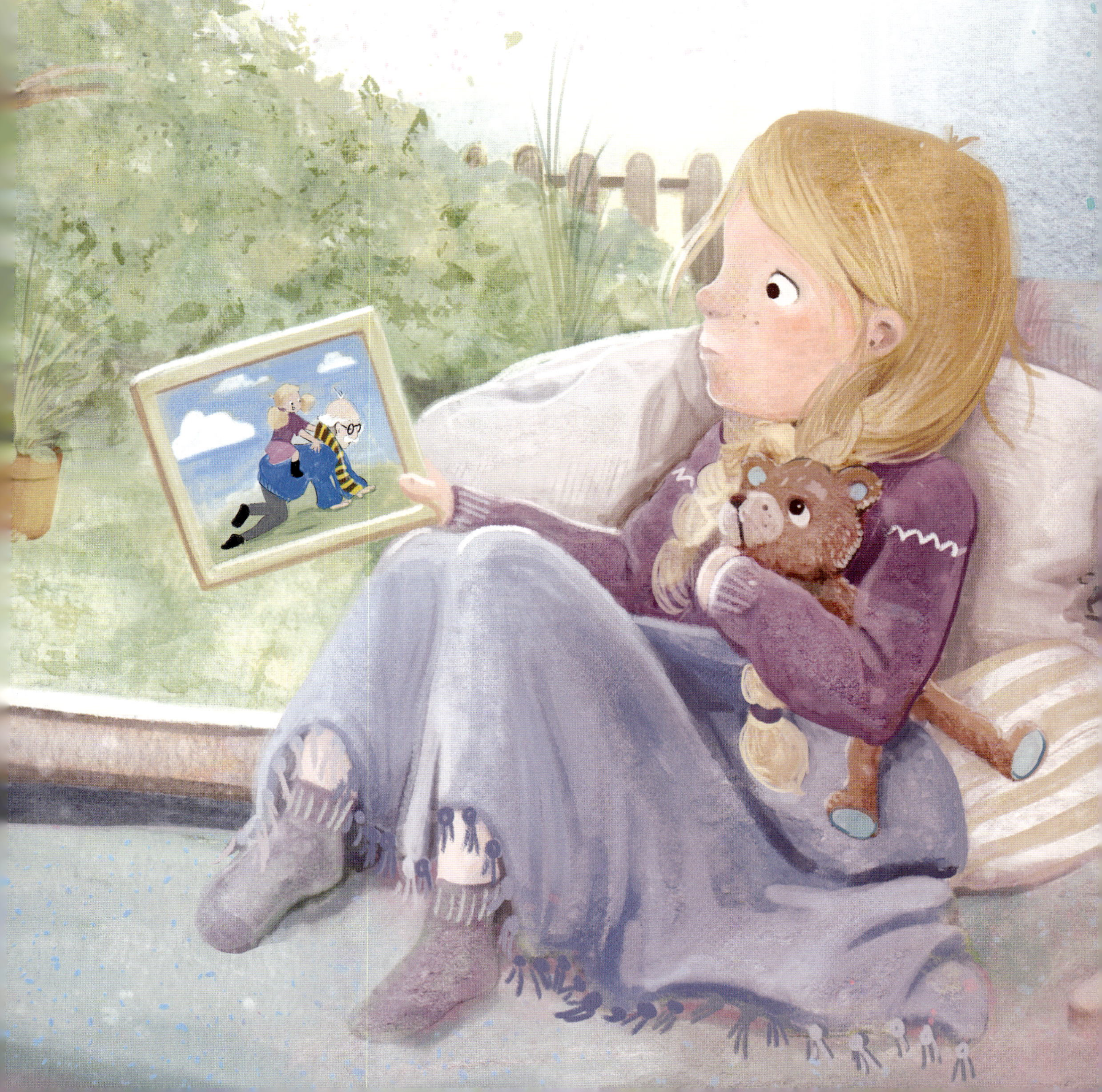

Eines Tages sieht sie, dass draußen auf Opas Platz ein Hund sitzt.
Er ist weiß und braun und sehr, sehr groß.
„Mama, Papa, guckt mal!“, ruft Karla aufgeregt.
Aber Mama und Papa haben keine Zeit.
Der Hund macht „Wuff!“ und wedelt mit dem Schwanz. Er legt den Kopf ein bisschen schief und schaut zu ihr her. Seine großen braunen Kulleraugen sehen freundlich aus. Ein bisschen so wie die Augen von Opa, findet Karla.

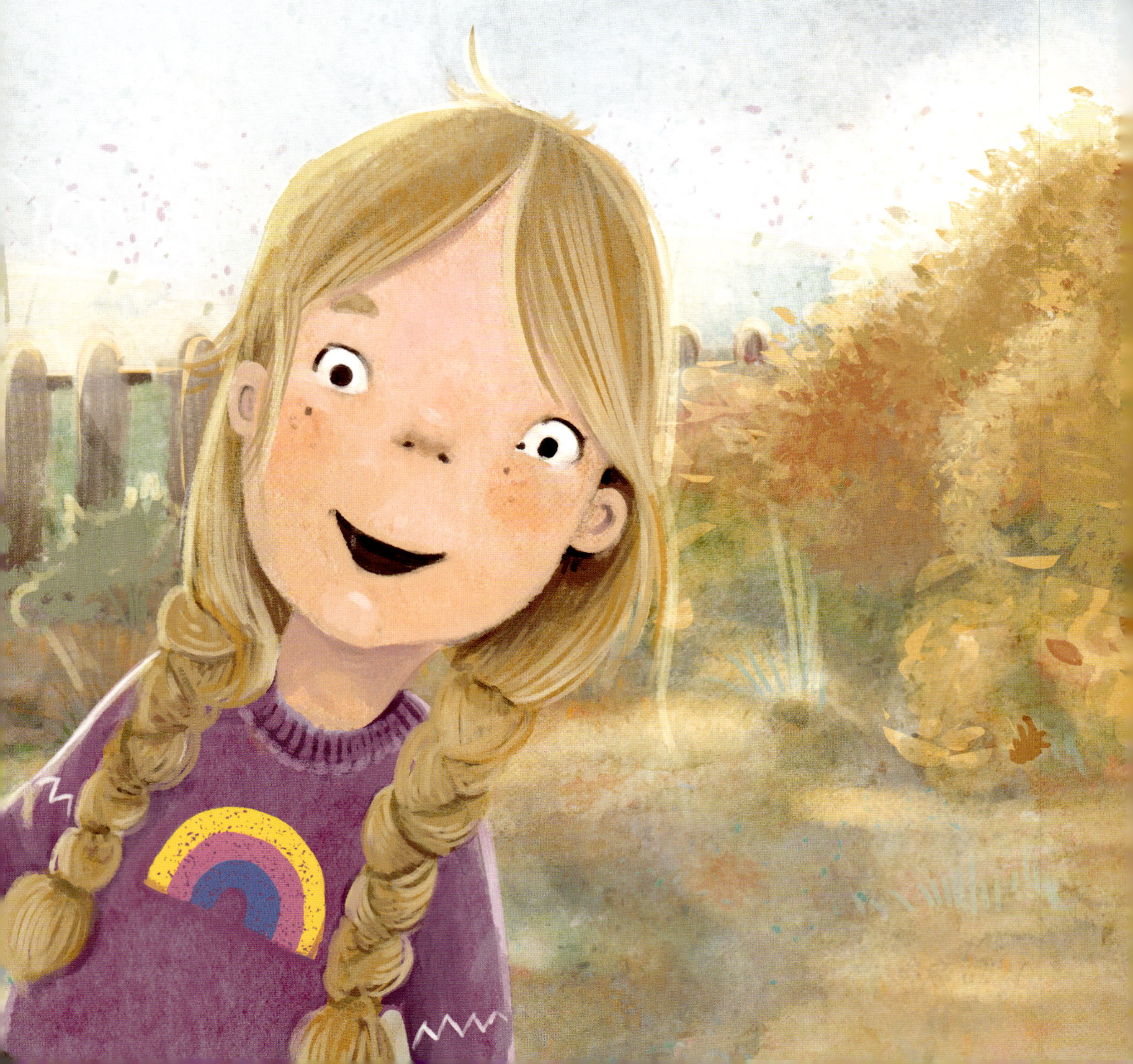

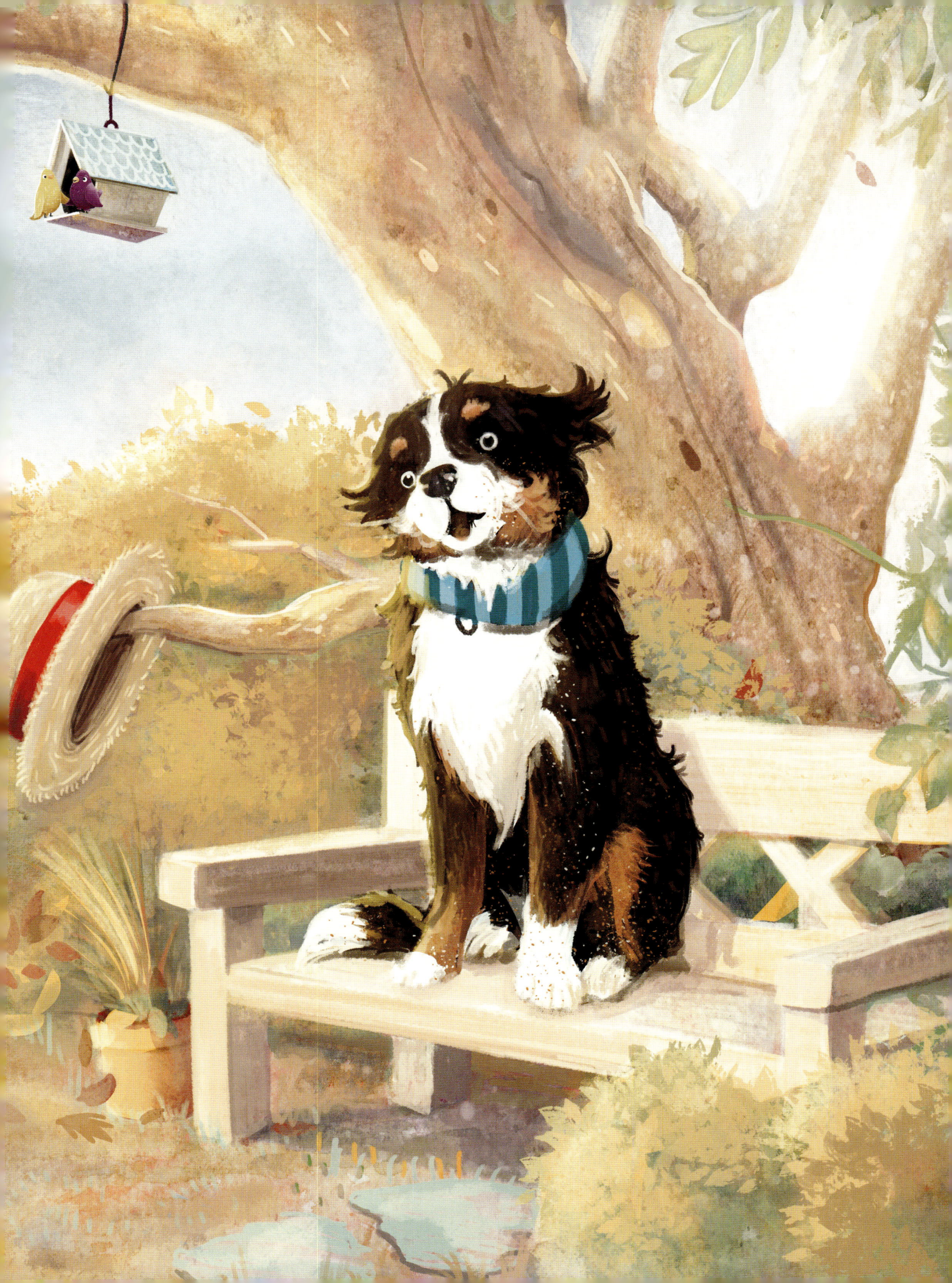

Von der Haustür bis zur Bank sind es genau 13 Gehwegplatten.
Wer die Ritzen berührt, hat verloren.
Karla hüpft von Platte zu Platte. Dabei ruft sie „Eins! Zwei! Drei!“.
Opa hat immer „Vier, fünf, sechs!“ geantwortet.
„Wuff! Wuff! Wuff!“, macht der Hund.
„Sieben! Acht! Neun!“, ruft Karla.
„Wuff! Wuff! Wuff!“, macht der Hund.
Als Karla genau vor der Bank steht, lacht sie: „Dreizehn!“
Und der Hund macht genau gleichzeitig „Wuff!“.

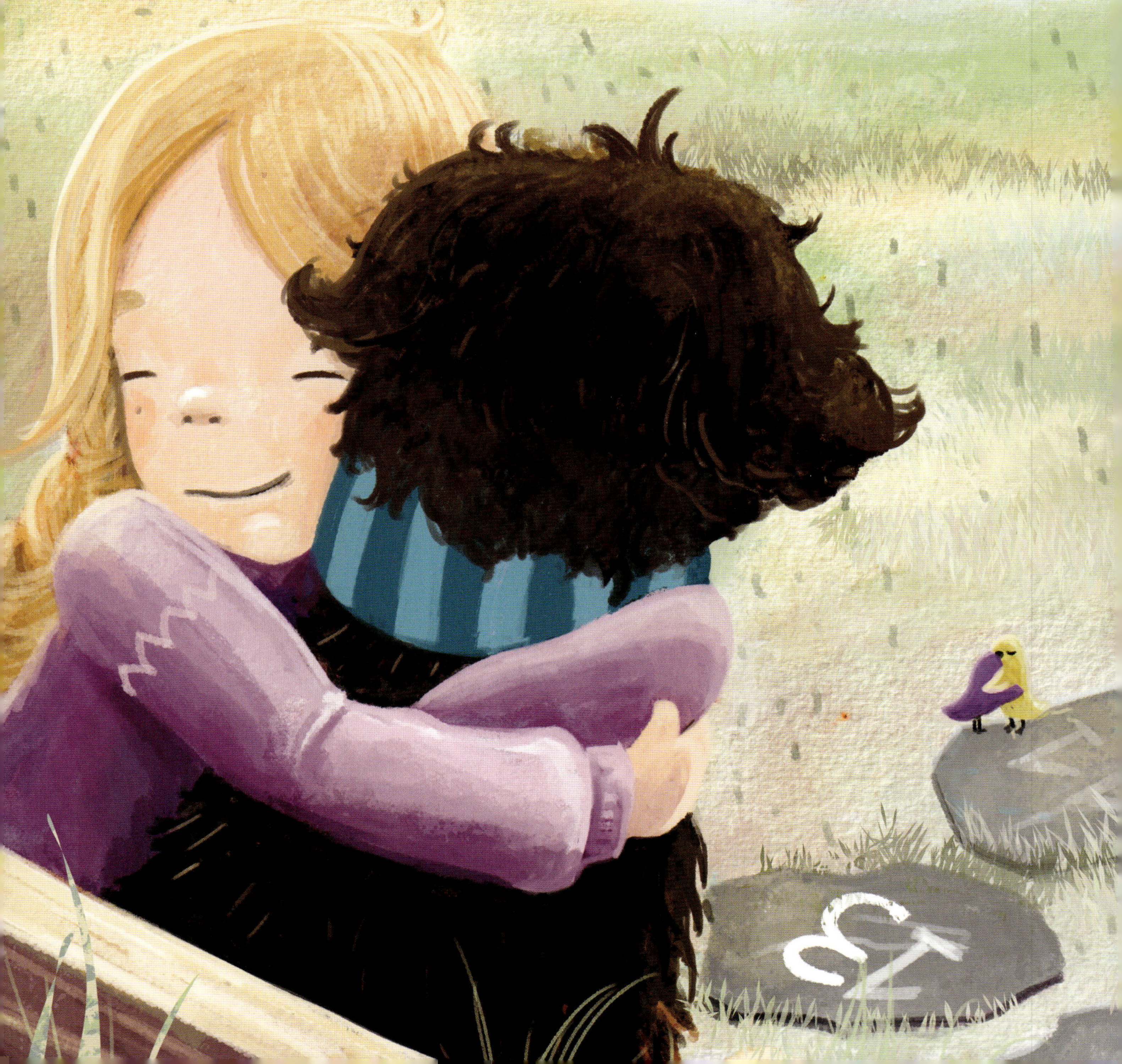

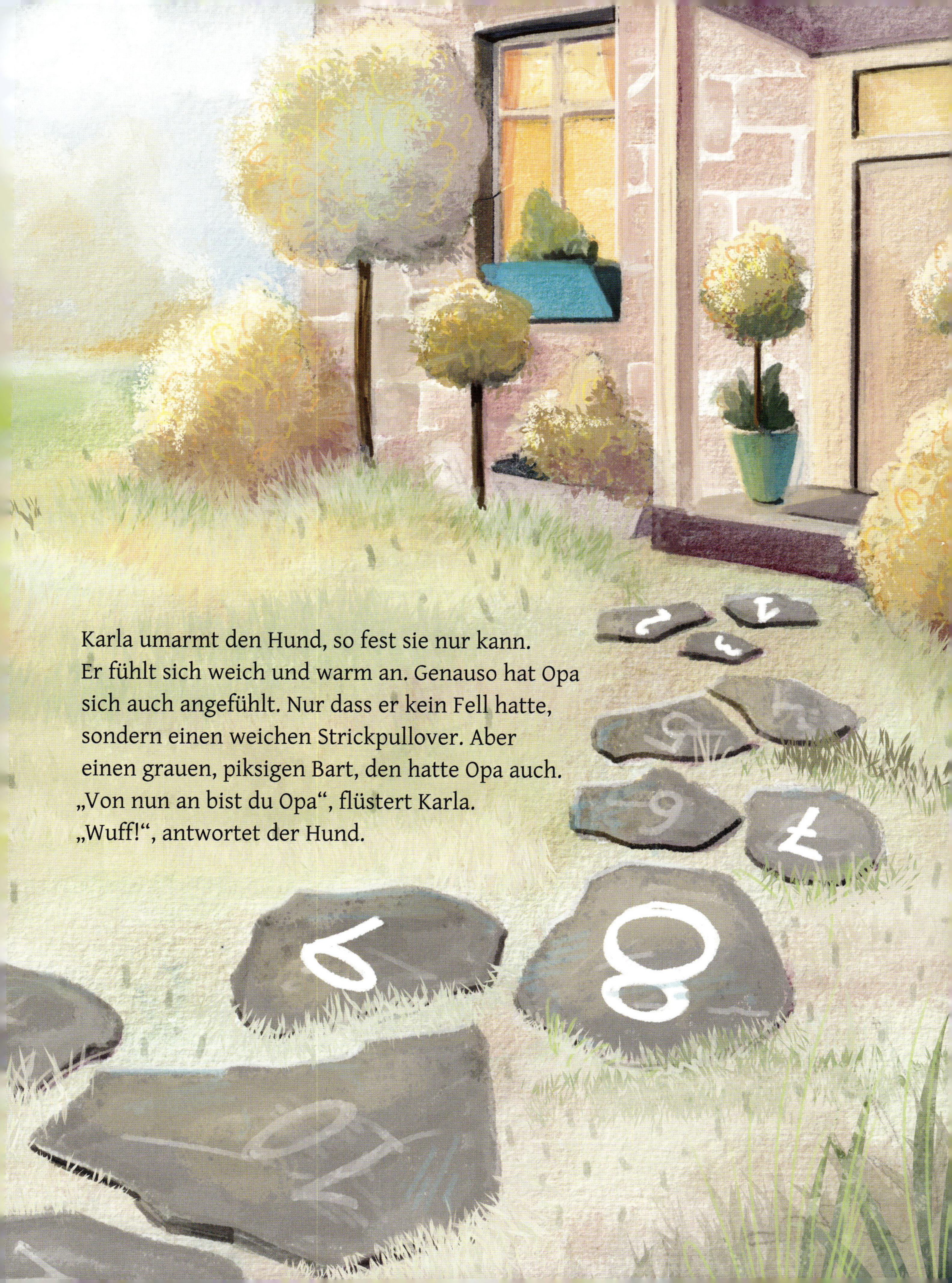

Karla umarmt den Hund, so fest sie nur kann.
Er fühlt sich weich und warm an. Genauso hat Opa sich auch angefühlt. Nur dass er kein Fell hatte, sondern einen weichen Strickpullover. Aber einen grauen, piksigen Bart, den hatte Opa auch.
„Von nun an bist du Opa“, flüstert Karla.
„Wuff!“, antwortet der Hund.

„Komm, wir gehen zu den Pferden!", schlägt Karla vor und rennt los.
„Wer als Erster da ist, hat gewonnen!"
Sie rennt zur Wiese hinter dem Haus, und der Hund trottet hinter ihr her. Er ist viel langsamer als sie.
Opa war auch immer viel langsamer als sie.
Karla findet das prima, denn so ist sie immer die Erste.

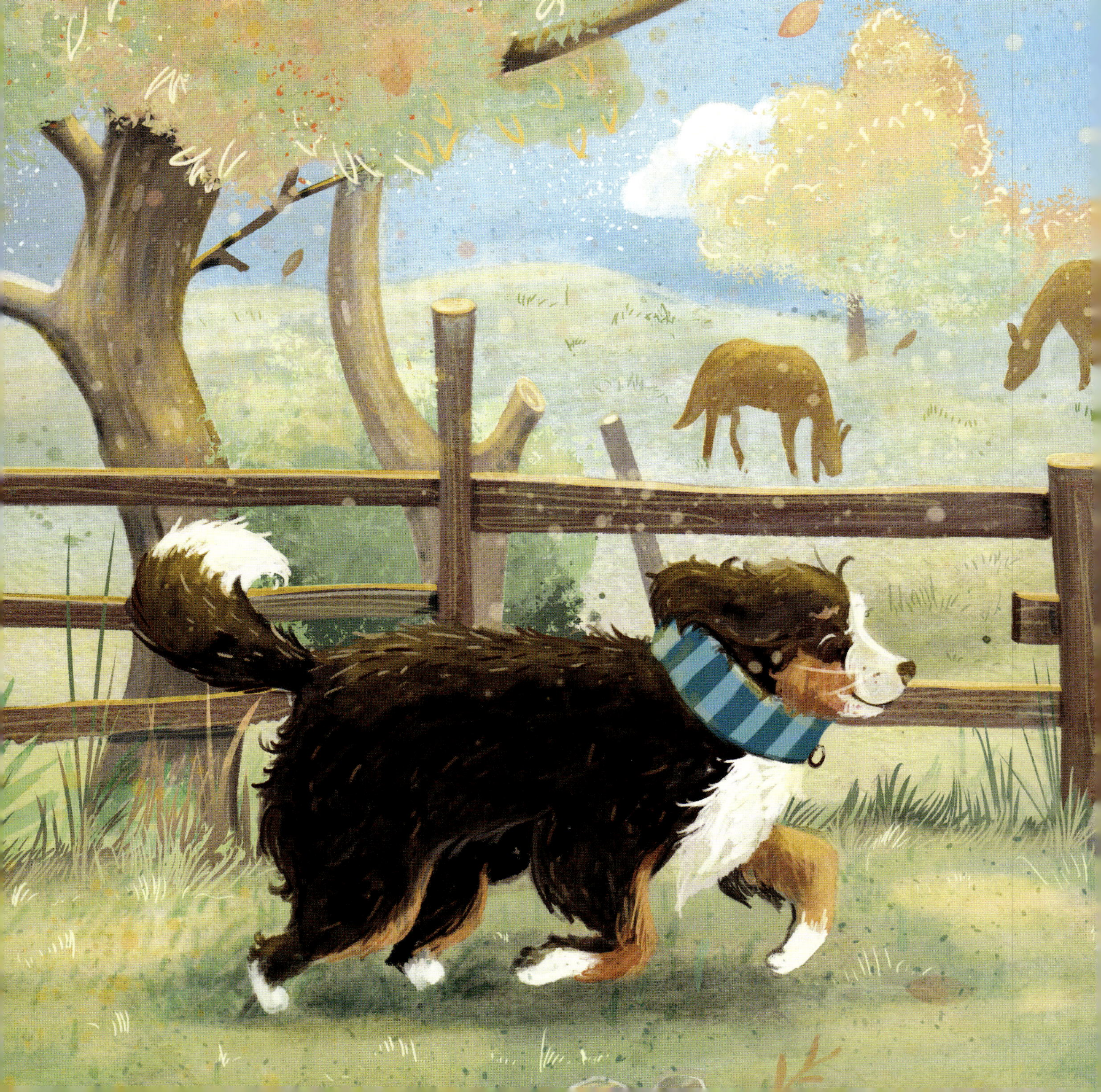

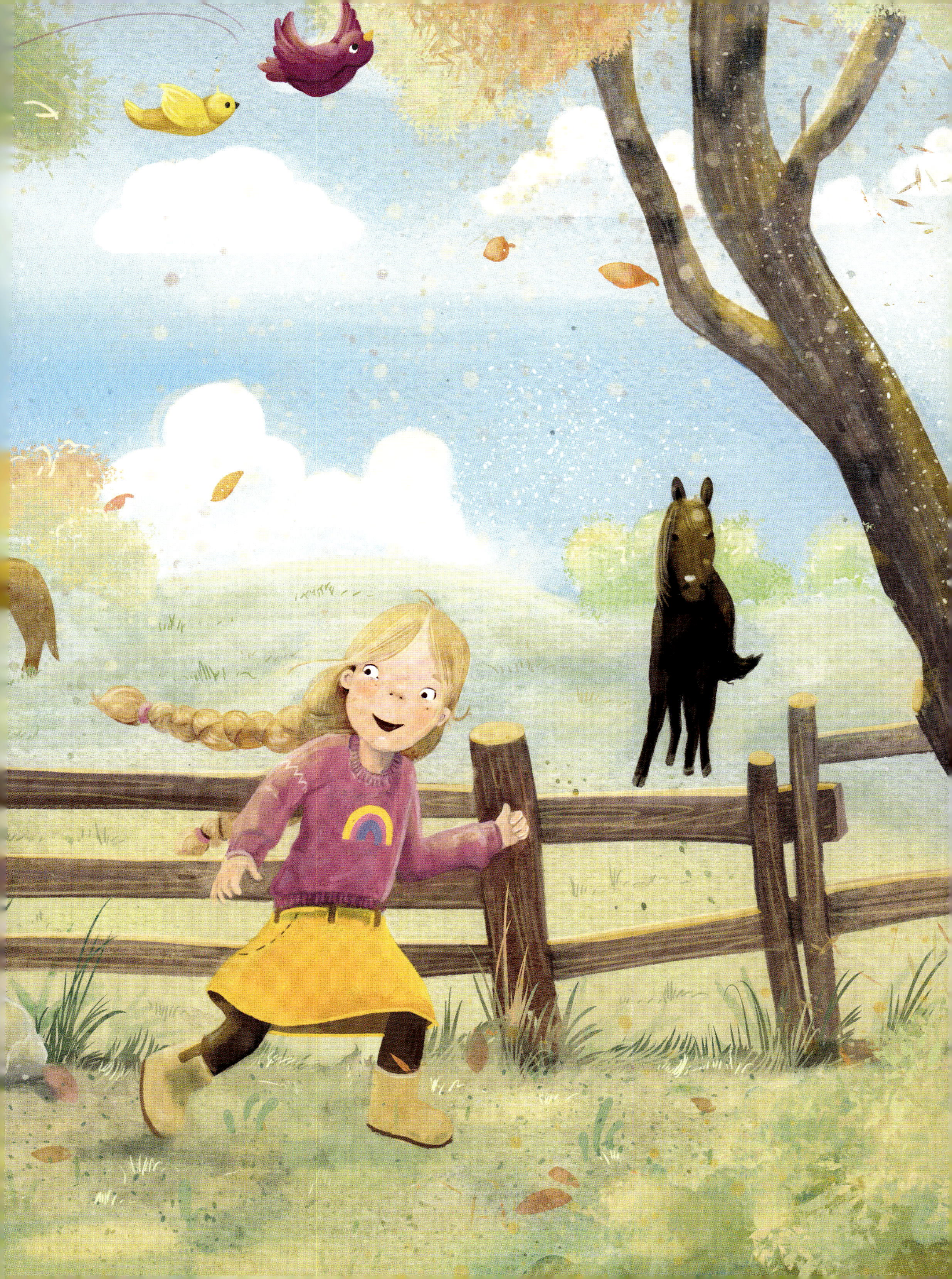

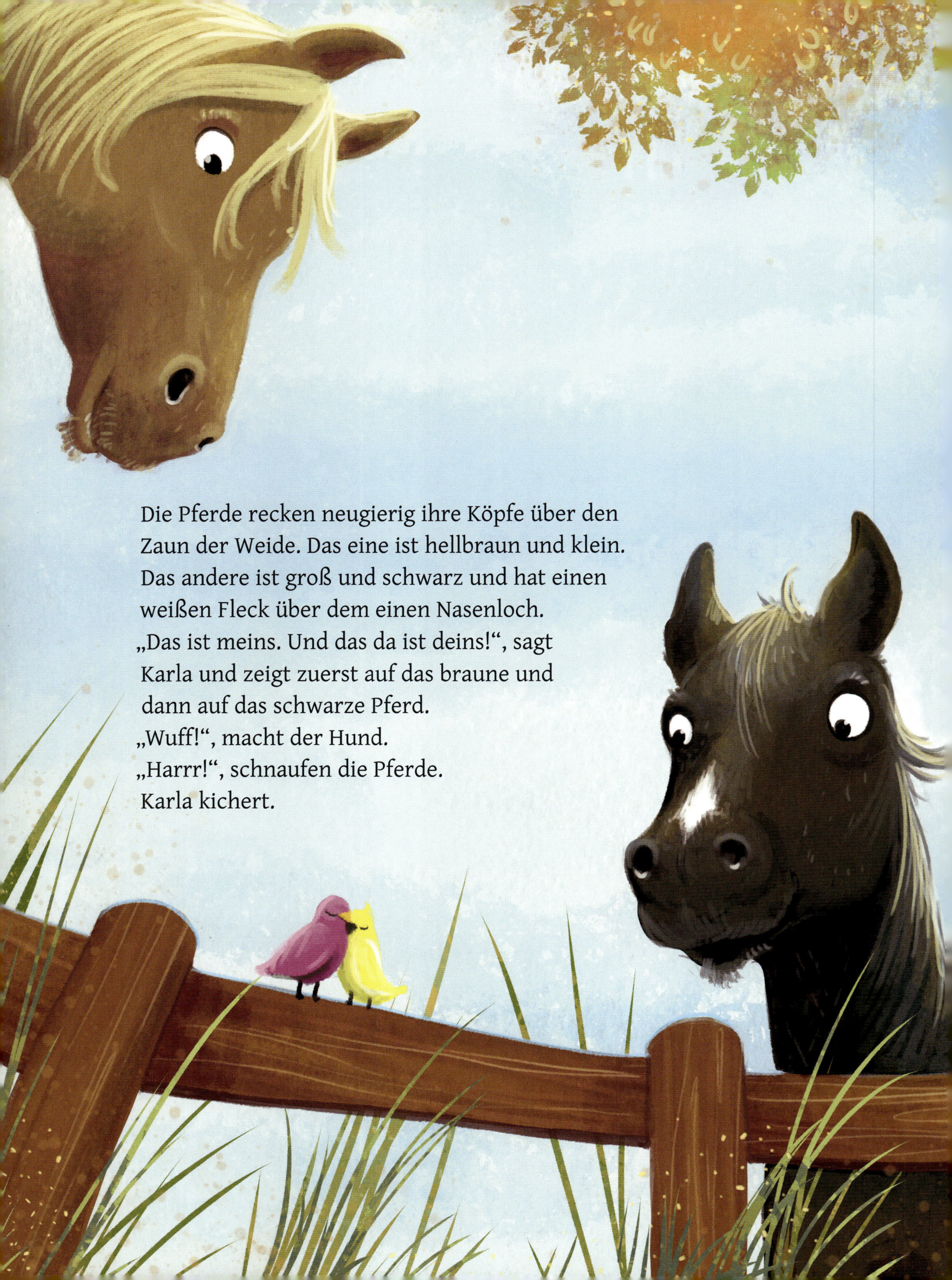

Die Pferde recken neugierig ihre Köpfe über den Zaun der Weide. Das eine ist hellbraun und klein. Das andere ist groß und schwarz und hat einen weißen Fleck über dem einen Nasenloch.
„Das ist meins. Und das da ist deins!“, sagt Karla und zeigt zuerst auf das braune und dann auf das schwarze Pferd.
„Wuff!“, macht der Hund.
„Harrr!“, schnaufen die Pferde.
Karla kichert.

Dann legt sie Gras auf ihre Hand und macht sie ganz flach, damit das Pferd fressen kann. So wie Opa es ihr gezeigt hat.
Der Hund hat ein bisschen Angst. Karla streichelt ihm über den Kopf. Genauso hat Opa das bei ihr gemacht, wenn sie Angst hatte. Und dabei hat er gesagt: „Angst, Angst, flieg davon!“
Und schwuppsdiwupps war die Angst verschwunden.

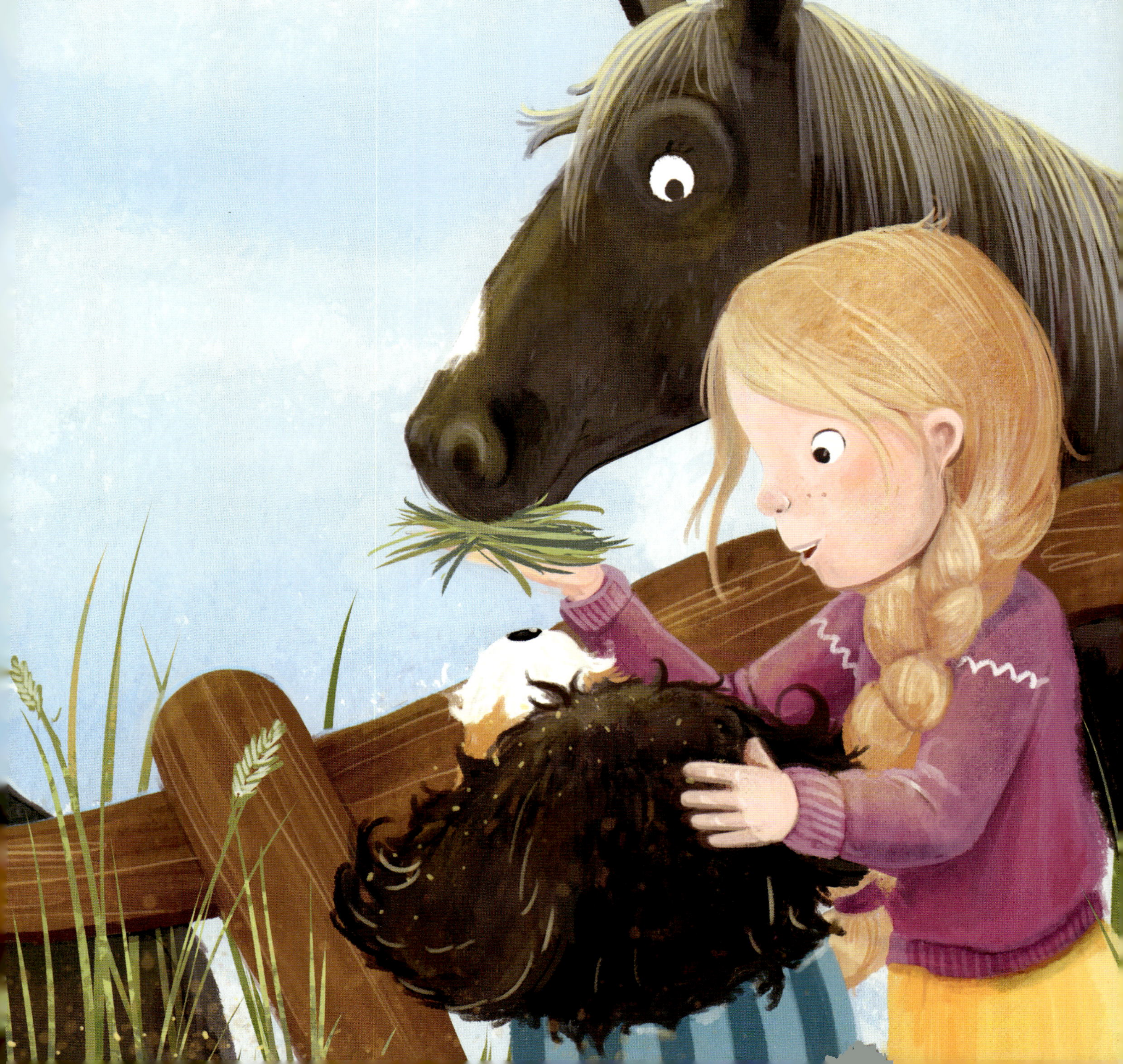

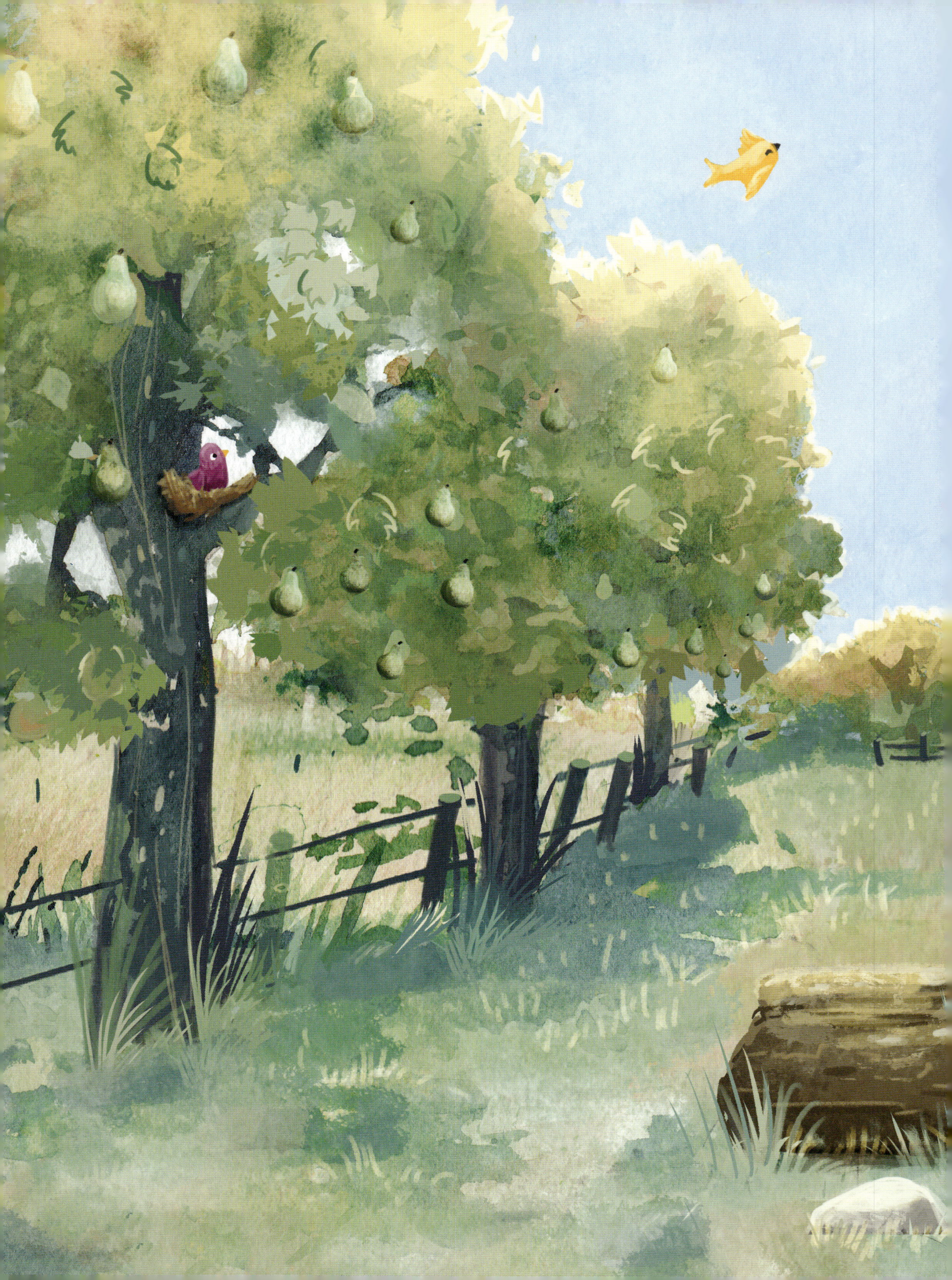

„Und jetzt essen wir ein Eis!“, ruft Karla.
Aber der Hund hat kein Geld. Karla auch nicht.
Also pflücken sie eine Birne vom Baum.
Karla beißt hinein, und dann beißt der Hund hinein.
Immer abwechselnd.
Danach rülpst der Hund.
„Na, na, na, das macht man nicht!“, sagt Karla streng.
Dann zwinkert sie dem Hund zu und rülpst so
ohrenbetäubend, dass sich ihr Kopf anfühlt,
als würde darin eine Riesenhummel brummen.
„Sag das ja nicht Mama und Papa!“, lacht sie.
„Wuff!“, brummt der Hund. Das klingt rau
und ein bisschen heiser, wie das
Lachen von Opa, findet Karla.

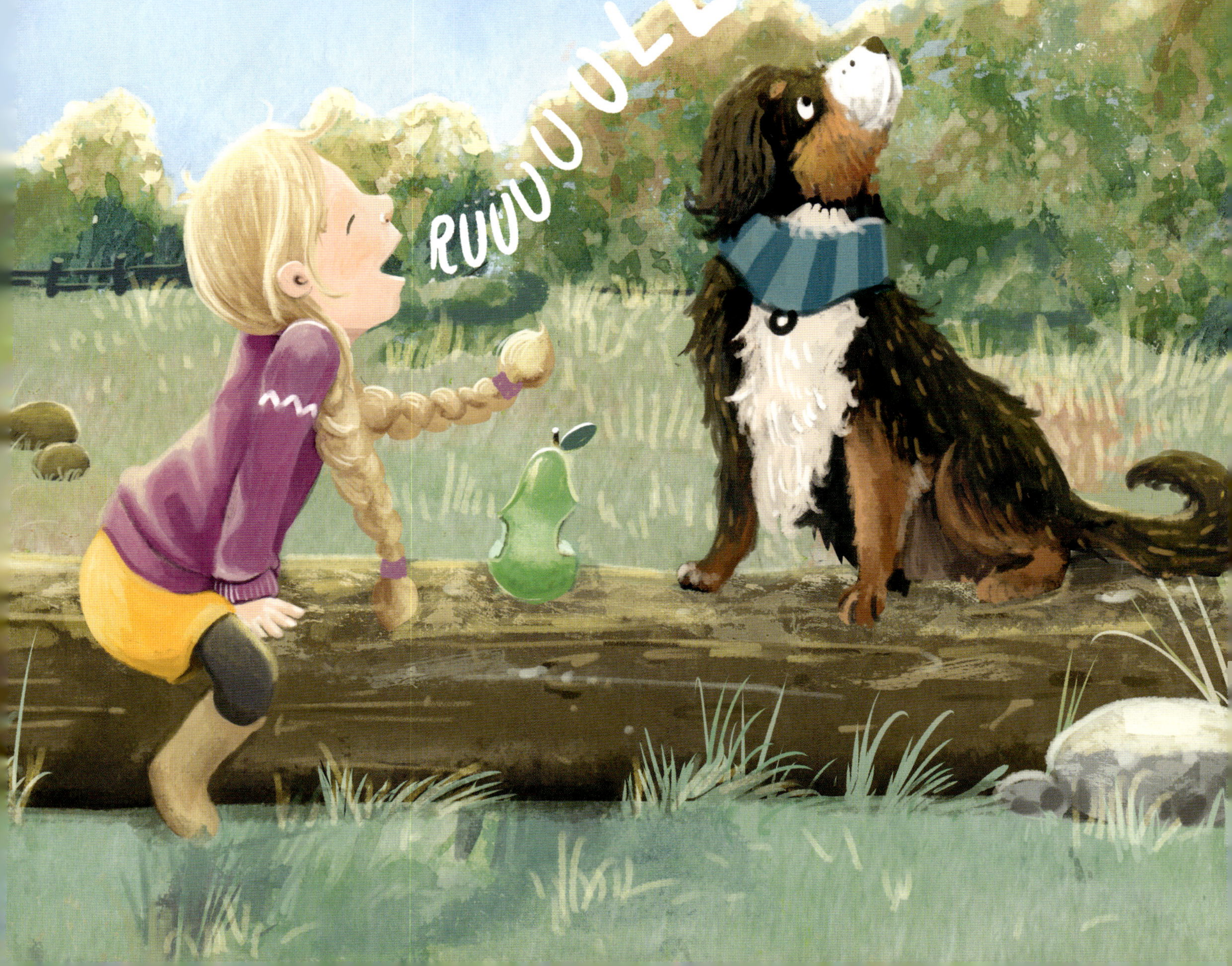

„Jetzt bist du mein Elefant!“, bestimmt Karla. Sie springt auf den Rücken des Hundes und ruft: „Hüa!“
„Wuff!“, macht der Hund und trabt los. Er kann nicht so gut Elefant spielen wie Opa, aber das findet Karla nicht weiter schlimm. Dafür ist sein Rücken viel weicher und gemütlicher. Karla schlingt Arme und Beine um ihn herum und legt ihren Kopf auf seinen Hals.
Der Hund duftet nach Kaffee, feuchtem Sandkastensand und Aprikosenmarmelade. Von allem ein bisschen. So ähnlich hat Opa auch gerochen.
Das ist schön, denkt Karla und schließt die Augen.

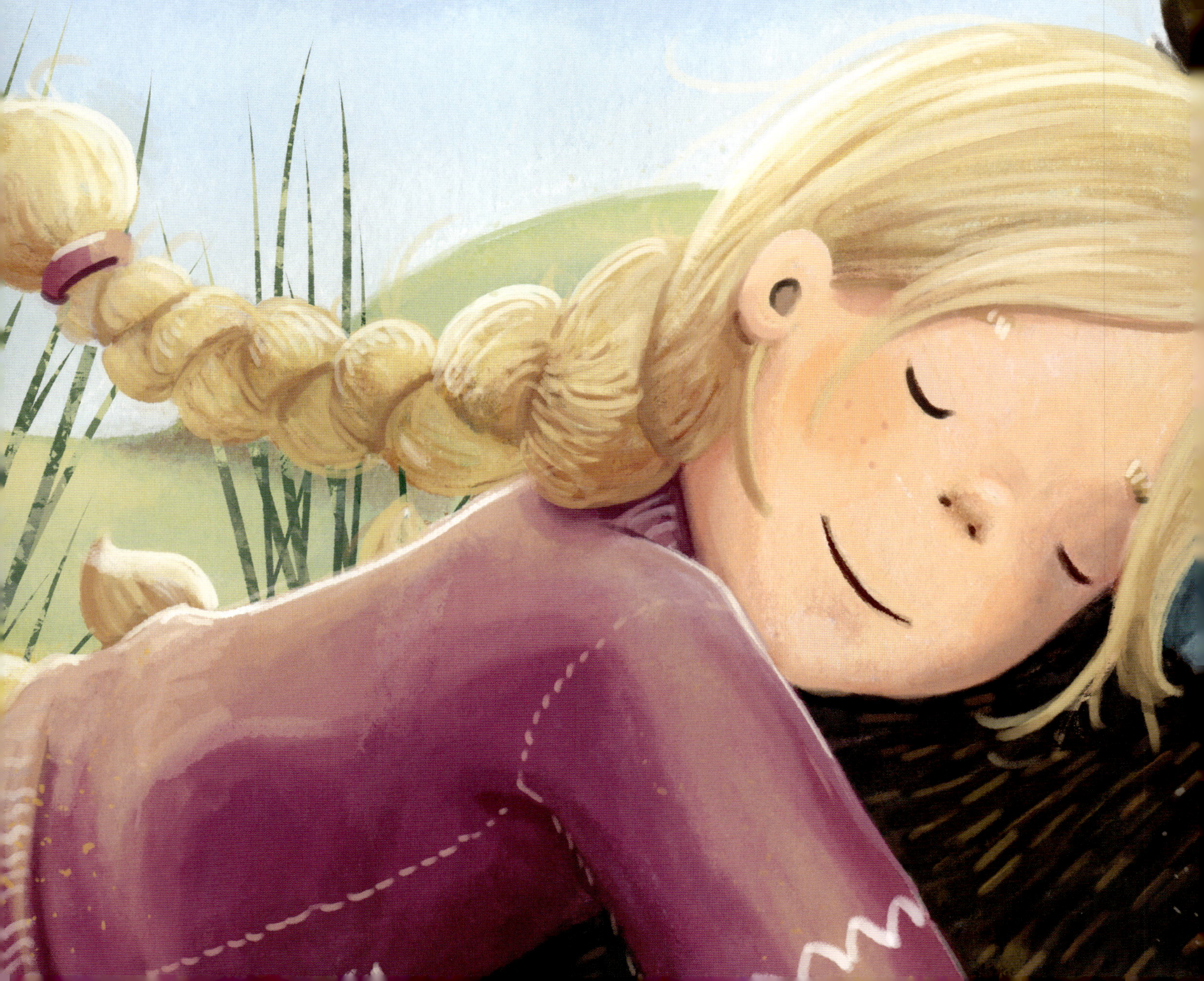

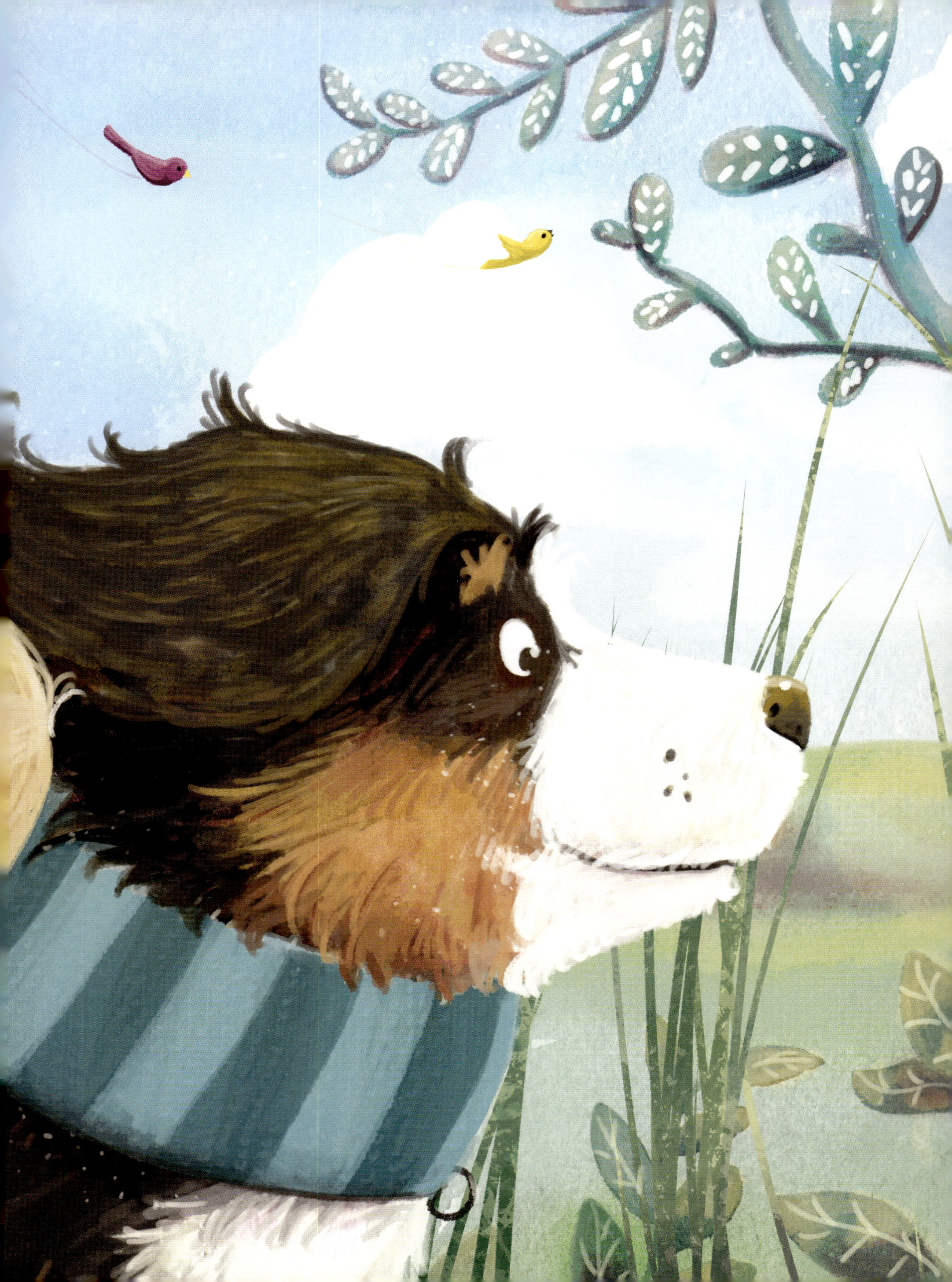

Hoch, hoch, hoch fliegen Karla und Opa in den Himmel hinauf.
„Schau, die hohen Berge!“, jubelt Karla.
„Zwerge?“, fragt Opa.
„Doch nicht Zwerge. Berge!“, kichert Karla.
„Na, so was!“, brummt Opa erstaunt.

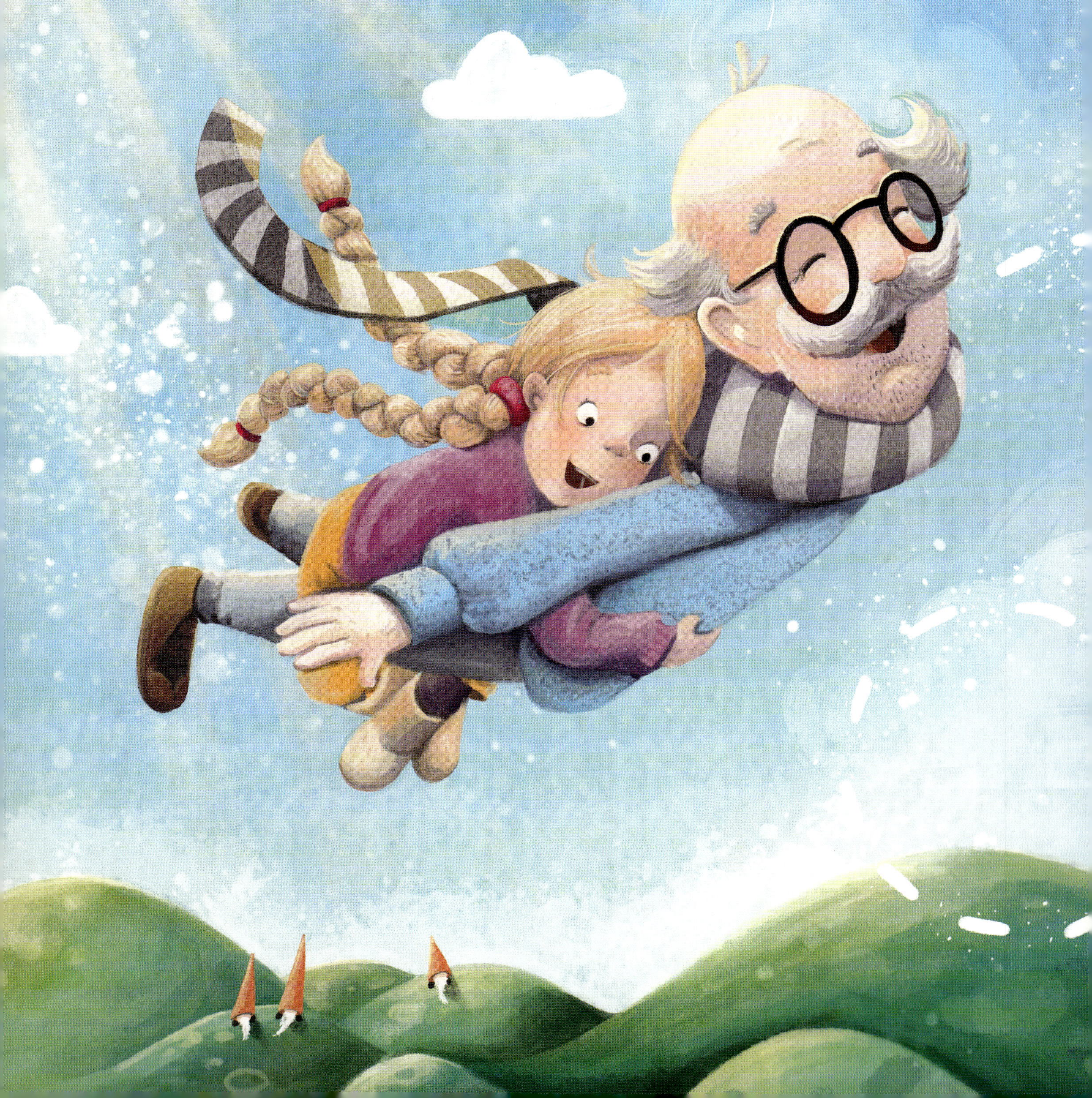

Dann macht er ein Looping.
Das kribbelt und krabbelt in Karlas Bauch.
Als würde ein Flummi in ihr herumspringen.
„Ping, pong, pang“, macht der Flummi.

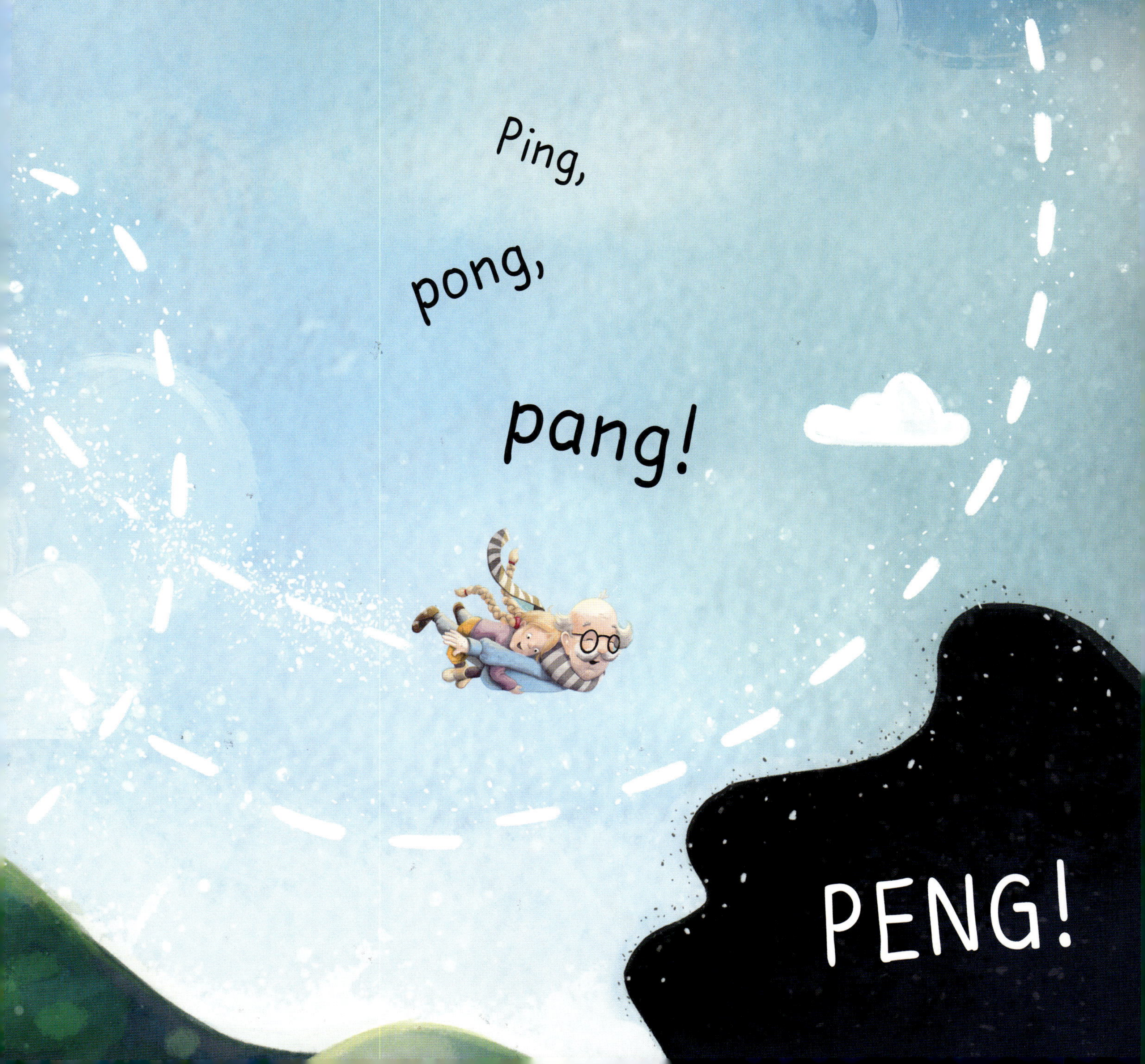

Erschrocken öffnet Karla die Augen. Der hellblaue Himmel ist verschwunden. Genauso wie die Berge.
„Opa?“, flüstert Karla ängstlich.
Doch Opa ist nicht da. Und der Hund auch nicht. Niemand ist da, der ihr über den Kopf streichelt und dabei sagt: „Angst, Angst, flieg davon!“

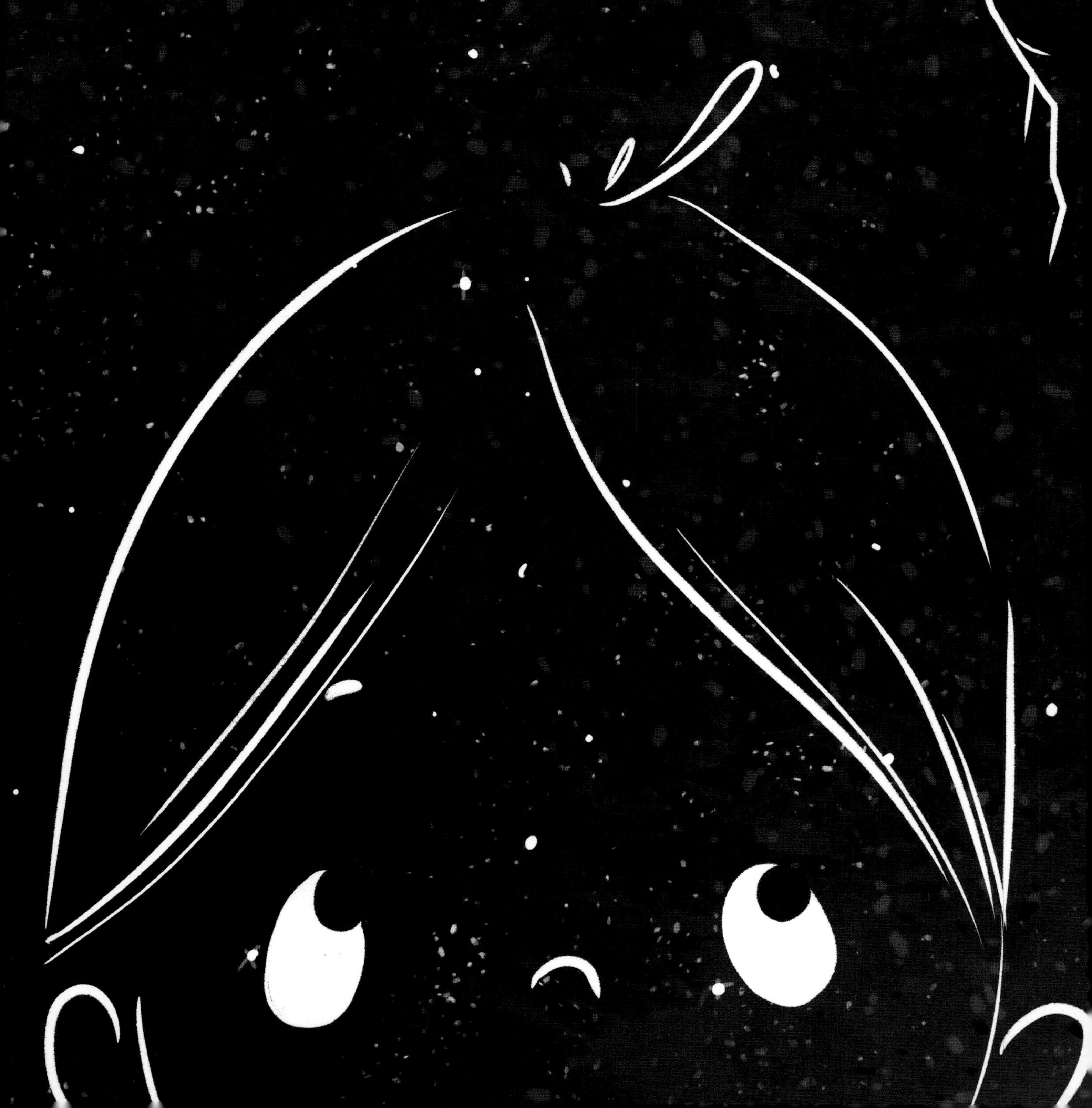

Stattdessen macht es „zischhhhhhhh!“. Ein greller Blitz erscheint am dunklen Himmel. Dann beginnt es zu regnen.
„Eins, zwei, drei!“, machen die Tropfen auf Karlas Stirn.
„Vier, fünf, sechs“, flüstert Karla.
„Sieben, acht, neun“, machen die Tropfen.
„Zehn, elf, zwölf“, flüstert Karla.
Doch niemand sagt mit ihr zusammen „dreizehn“.
Opa ist weg. Für immer.
Da beginnt Karla zu weinen.

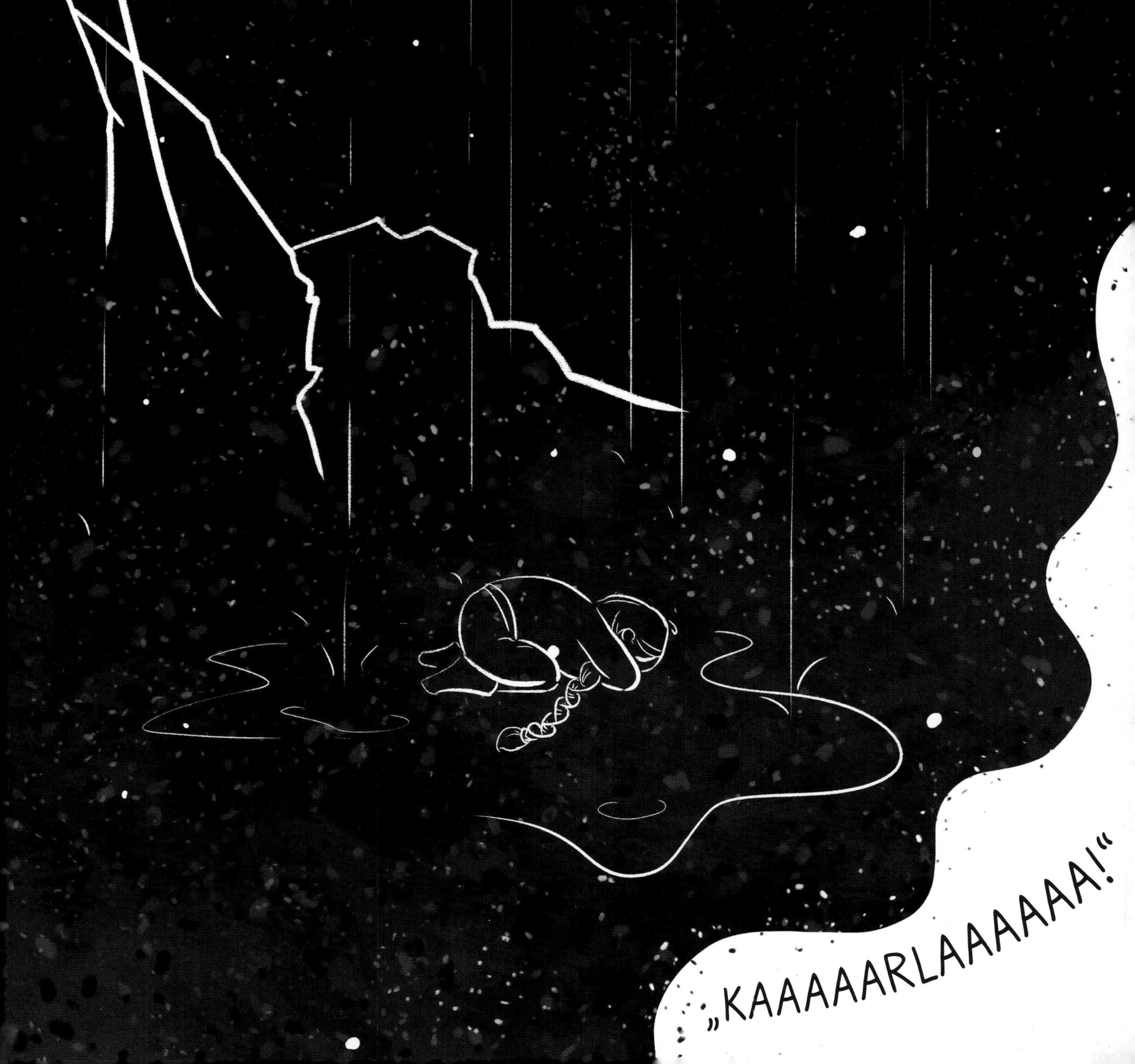

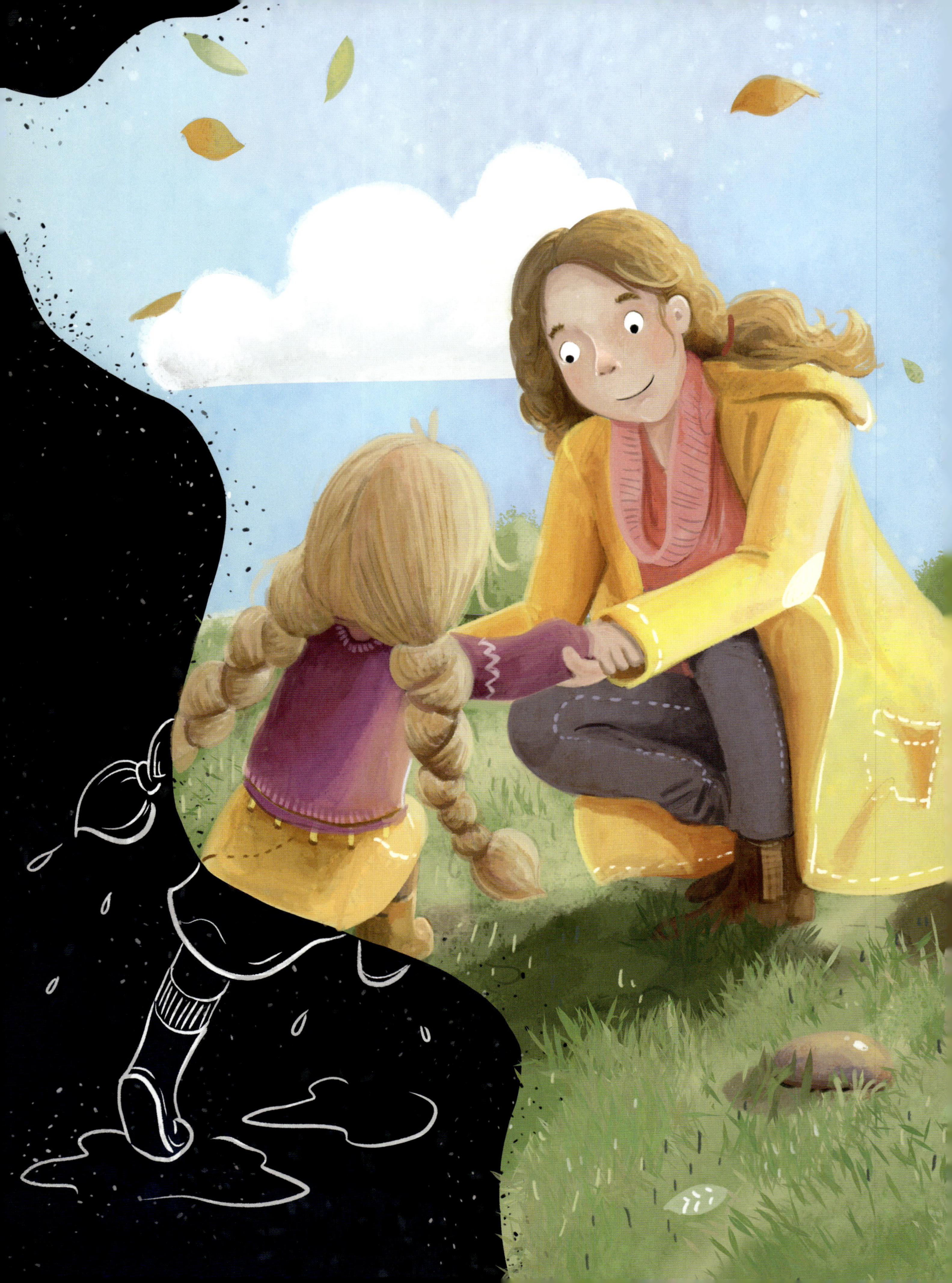

Das sind Mama und Papa!
Bei ihnen ist der Hund. Hat er ihnen etwa den Weg gezeigt?
Im nächsten Moment spürt Karla Mamas und Papas Arme
um sich herum. Wie eine kuschelige Decke fühlen sie sich an.
Karla riecht Kaffee und Vanilleeis und feuchte Erde.
Das ist schön.

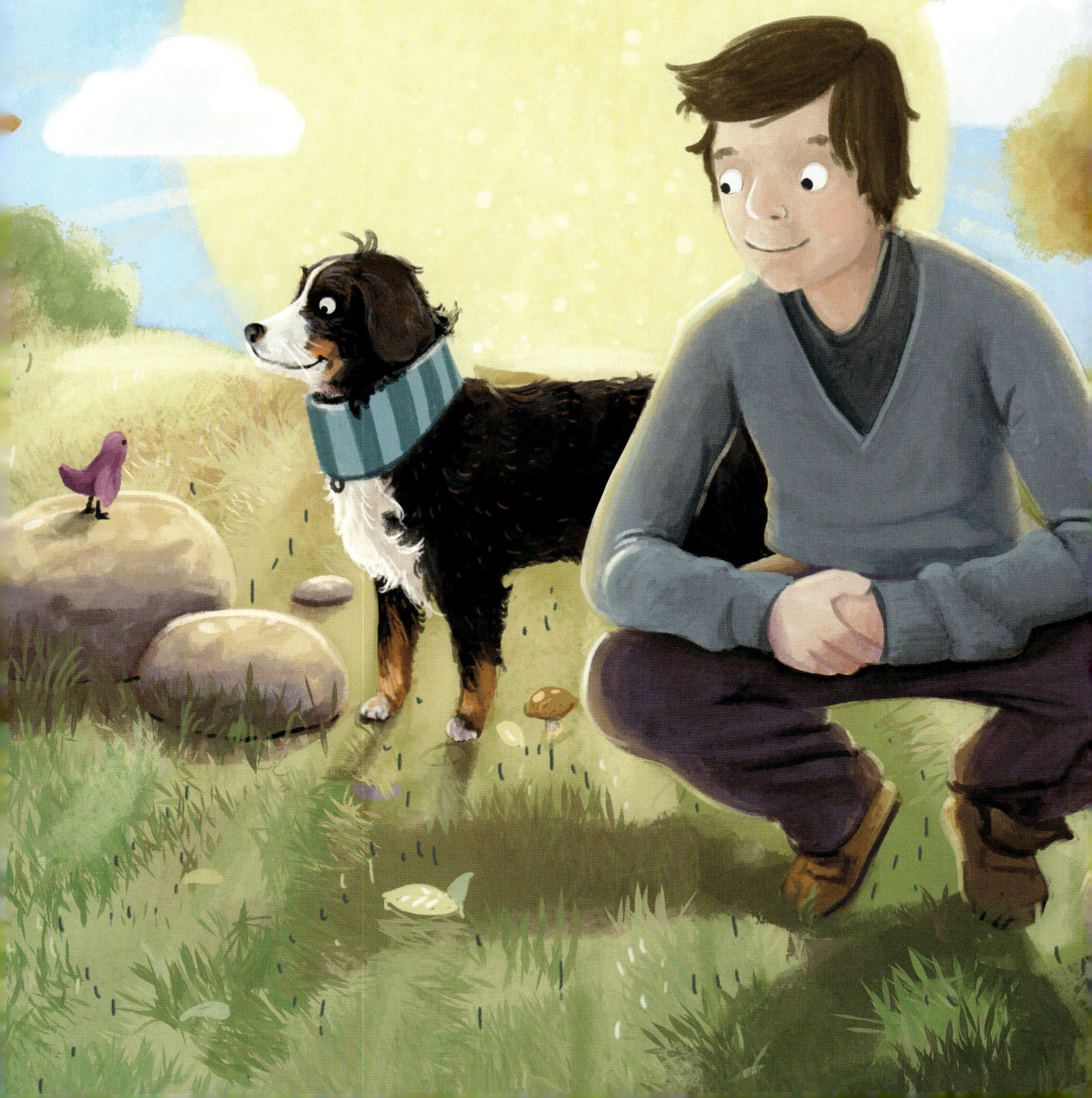

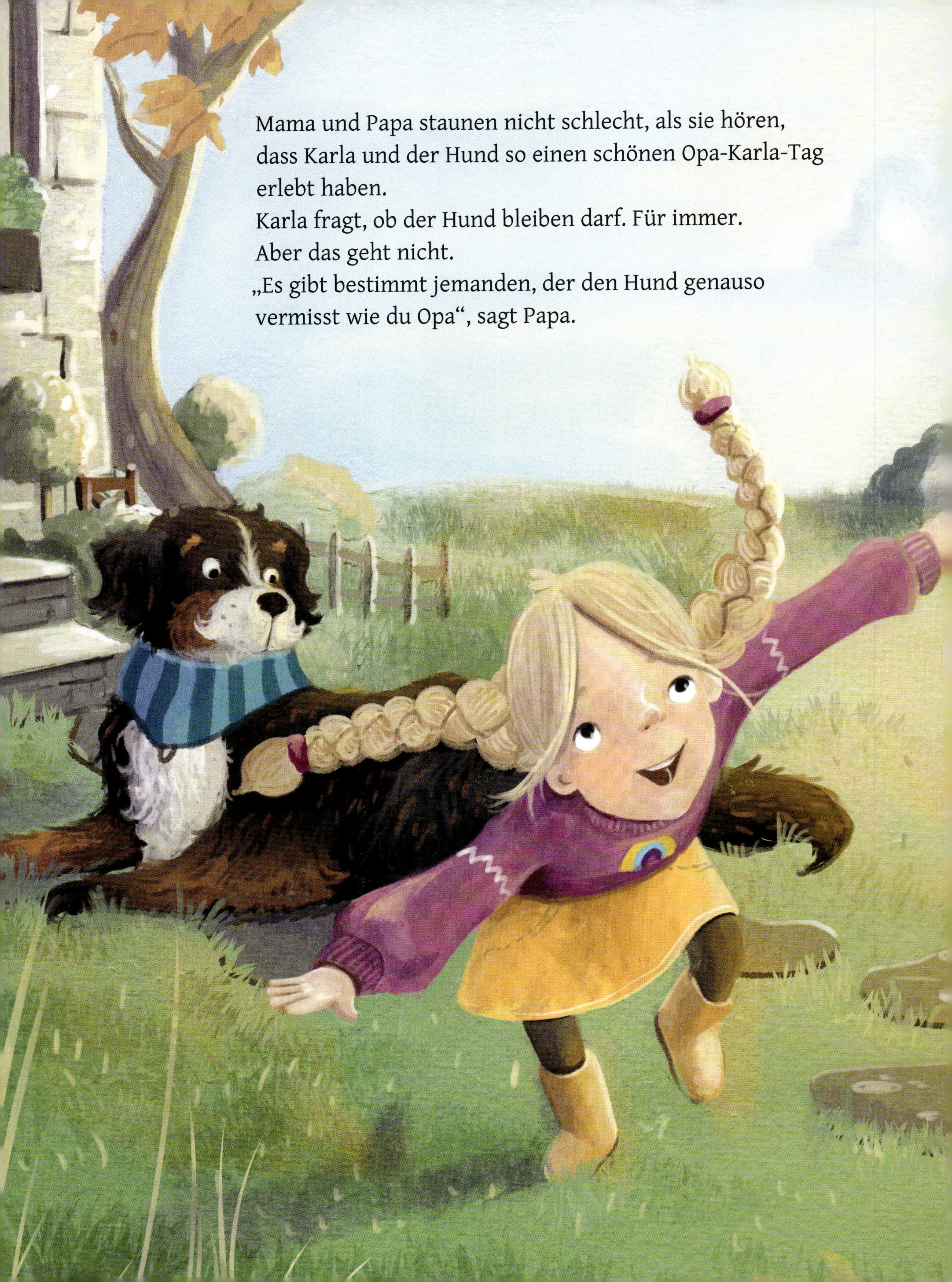

Mama und Papa staunen nicht schlecht, als sie hören, dass Karla und der Hund so einen schönen Opa-Karla-Tag erlebt haben.
Karla fragt, ob der Hund bleiben darf. Für immer.
Aber das geht nicht.
„Es gibt bestimmt jemanden, der den Hund genauso vermisst wie du Opa“, sagt Papa.

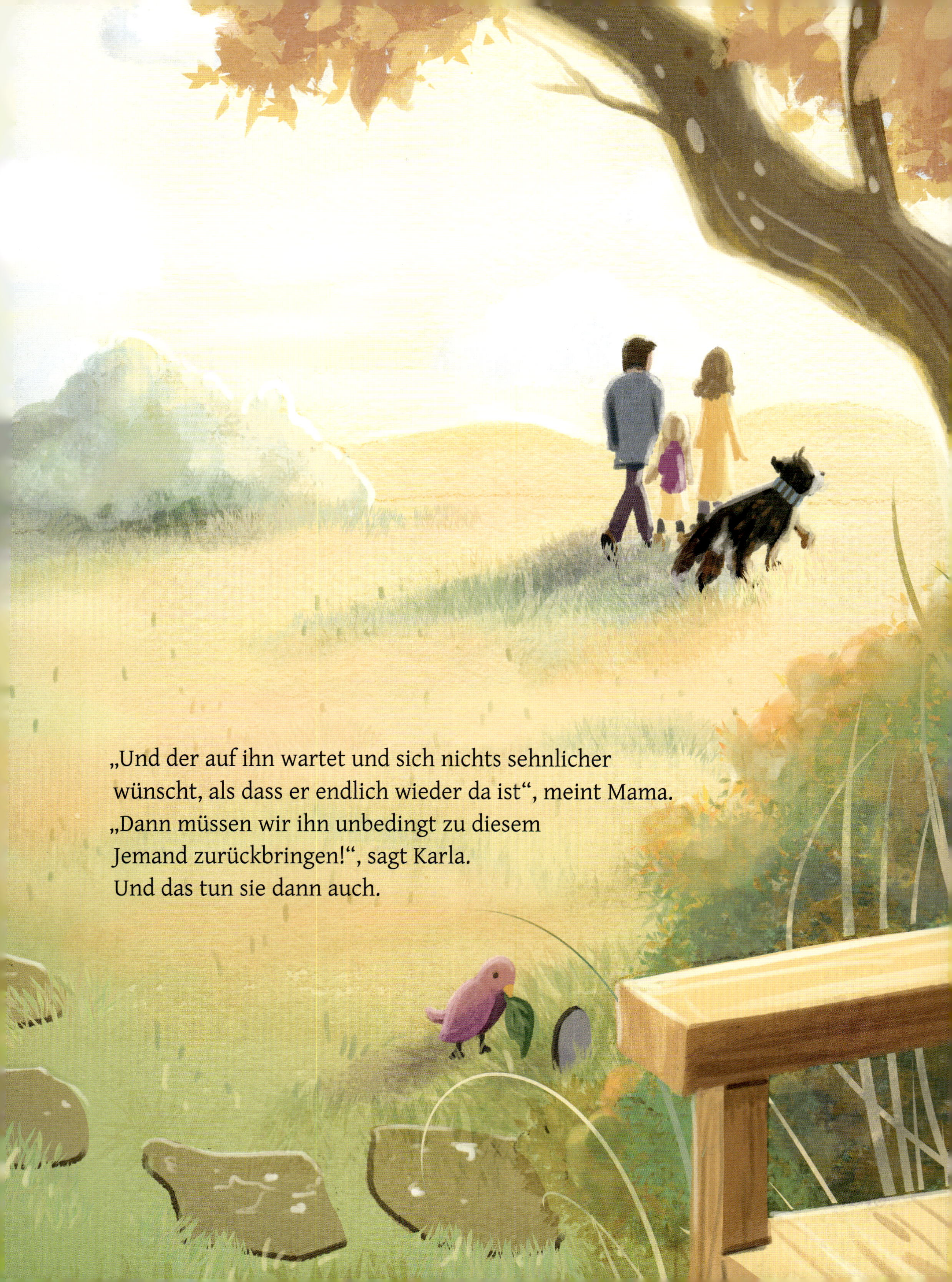

„Und der auf ihn wartet und sich nichts sehnlicher wünscht, als dass er endlich wieder da ist“, meint Mama.
„Dann müssen wir ihn unbedingt zu diesem Jemand zurückbringen!“, sagt Karla.
Und das tun sie dann auch.

Der Hund gehört zu einer Oma mit vielen Runzelfalten.
Oh, wie sie sich freut! Sie umarmt den Hund so fest, dass er brummt wie ein Brummbär.
Karla findet, dass es so genau richtig ist. Ein Opa gehört schließlich zu einer Oma.

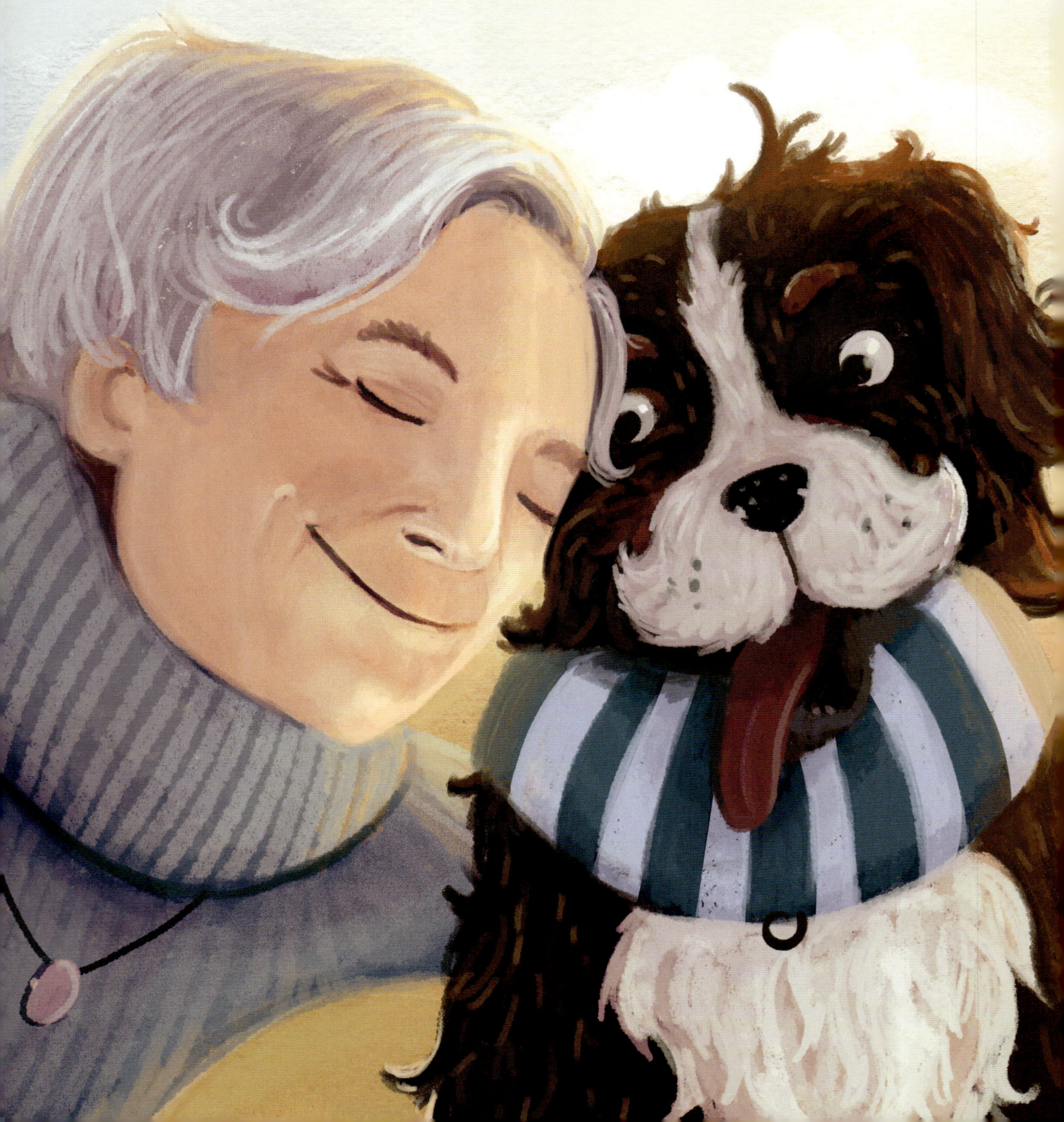

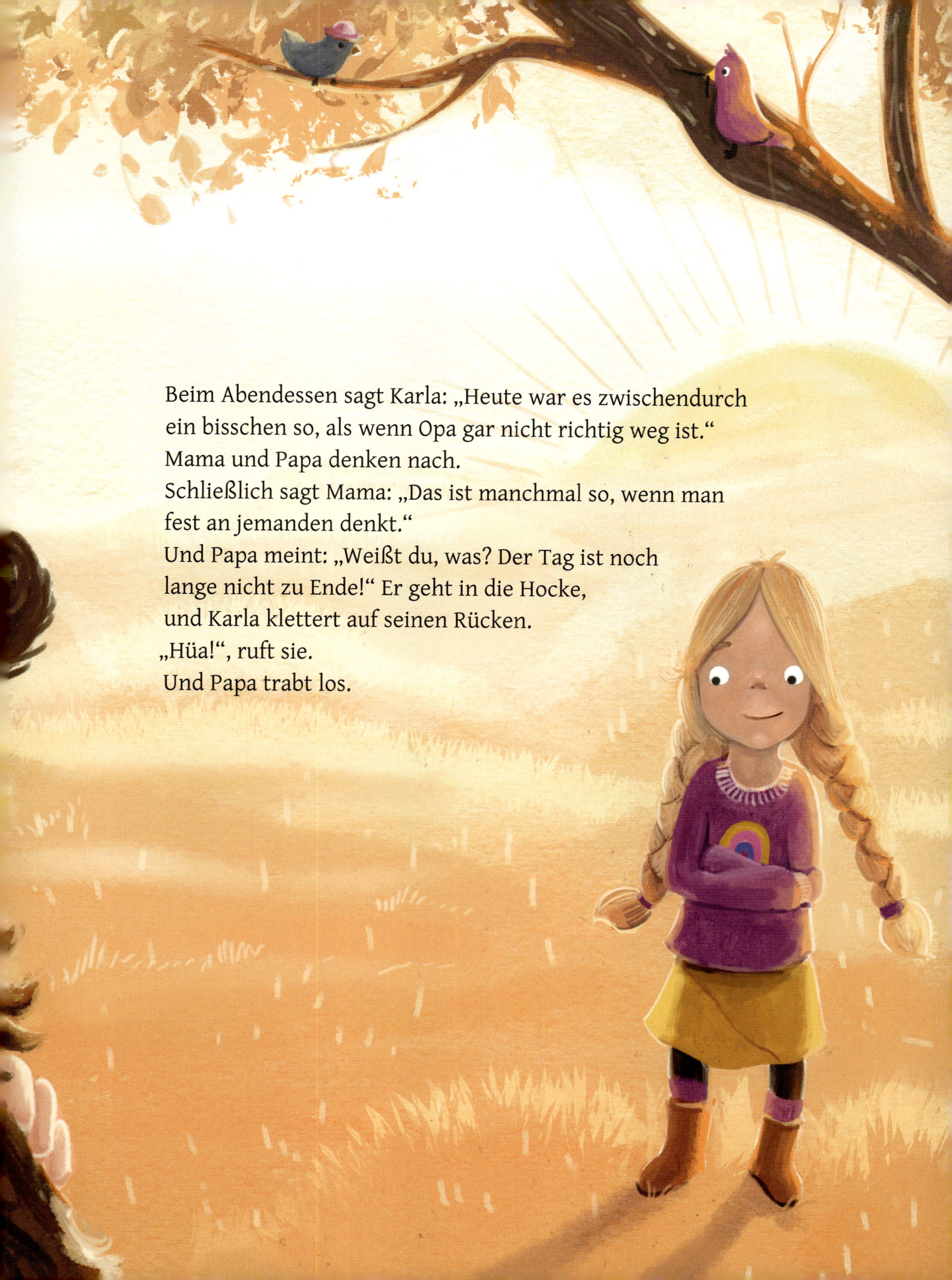

Beim Abendessen sagt Karla: „Heute war es zwischendurch ein bisschen so, als wenn Opa gar nicht richtig weg ist.“
Mama und Papa denken nach.
Schließlich sagt Mama: „Das ist manchmal so, wenn man fest an jemanden denkt.“
Und Papa meint: „Weißt du, was? Der Tag ist noch lange nicht zu Ende!“ Er geht in die Hocke, und Karla klettert auf seinen Rücken.
„Hüa!“, ruft sie.
Und Papa trabt los.